BEI GRIN MACHT SICH IHR WISSEN BEZAHLT

- Wir veröffentlichen Ihre Hausarbeit, Bachelor- und Masterarbeit

- Ihr eigenes eBook und Buch - weltweit in allen wichtigen Shops

- Verdienen Sie an jedem Verkauf

Jetzt bei www.GRIN.com hochladen und kostenlos publizieren

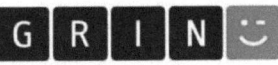

Relevanz des Gesundheitscoachings für das Gesundheitsversorgungssystem in Deutschland

Sabina Schwab

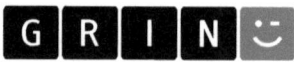

Bibliografische Information der Deutschen Nationalbibliothek:

Die Deutsche Nationalbibliothek verzeichnet diese Publikation in der Deutschen Nationalbibliografie; detaillierte bibliografische Daten sind im Internet über http://dnb.d-nb.de abrufbar.

ISBN: 9783389046142
Dieses Buch ist auch als E-Book erhältlich.

© GRIN Publishing GmbH
Trappentreustraße 1
80339 München

Druck und Bindung: Books on Demand GmbH, Norderstedt Germany
Gedruckt auf säurefreiem Papier aus verantwortungsvollen Quellen

Das vorliegende Werk wurde sorgfältig erarbeitet. Dennoch übernehmen Autoren und Verlag für die Richtigkeit von Angaben, Hinweisen, Links und Ratschlägen sowie eventuelle Druckfehler keine Haftung.

Das Buch bei GRIN: https://www.grin.com/document/1490574

Hochschule Fresenius

Fachbereich onlineplus

Studiengang: Management im Gesundheitswesen

Projektbericht:

Relevanz des Gesundheitscoachings für das Gesundheitsversorgungssystem in Deutschland

Sabina Schwab

Modul: Managed Care

Abgabedatum: 05.02.2024

Inhaltsverzeichnis

Abkürzungsverzeichnis

ACC	AustrianCoachingCouncil
BMG	Bundesministerium für Gesundheit
BV	Bundesverband
BZgA	Bundeszentrale für gesundheitliche Aufklärung
GBü	Gesundheitsbürger
GC	Gesundheitscoaching
GF	Gesundheitsförderung
GVS	Gesundheitsversorgungssystem
Mln.	Million
PatRechteG	Gesetz zur Verbesserung der Rechte von Patientinnen und Patienten
PrävG	Präventionsgesetz
SGB	Sozialgesetzbuch
WHO	World Health Organisation

1 Einleitung

Im Jahr 1986 wurde zur Gesundheitsförderung das Ottawa Charter formuliert und veröffentlicht. Das Dokument beinhaltet Themenbereiche zur Gesundheitsförderung der Menschen in der Gesamtpolitik, Lebens- und Umweltbedingungen, Gemeinschaftsaktionen, Entwicklung persönlicher Kompetenzen, sowie Gesundheitsdienstleistungen. Aktuell besonders im Hinblick auf die zunehmende Demografie und damit verbundene Morbidität wächst der Versorgungsbedarf in Deutschland. Dies stellt die Ärzteschaft vor großen Herausforderungen. Diesen entgegen zu wirken und die Patienten in Gesundheitsfragen zu unterstützen, werden mit steigender Tendenz die präventiven sowie gesundheitsförderliche Maßnahmen z. B. im Rahmen eines Gesundheitscoachings angeboten. Den Weg der Gesundheitserhaltung und -förderung als ein Sektor des Versorgungsmanagements soll in der vorliegenden Projektarbeit untersucht werden. Hierfür wird das Gesundheitscoaching bzw. die -beratung herangezogen, da oben genannte Aspekte das Berufsbild ausmachen. Die Forschungsfrage wird wie folgt formuliert:

Inwiefern kann das Gesundheitscoaching das deutsche Versorgungssystem entlasten?

Trotz der vorhandenen Literatur zum Versorgungssystem und unter anderem zum Gesundheitscoaching, wird letztere relativ wenig als Versorgungszweig erforscht. Diese Ansicht vertritt auch Dejonghe (2020) in ihrer Dissertation „Gesundheitscoaching als Maßnahme zur Lebensstiländerung: Anforderungen, Nutzung, Akzeptanz und Langzeiteffektivität" und unterstreich, dass vor allen für die Kostenübernahme durch Kostenträger die Forschung der Wirtschaftlichkeit und der Nachhaltigkeit des neuen Berufszwigs notwendig ist. 2023 befragen Waibl, Rothenhäusler, Nöfer & Meissner für ihre Untersuchung mit dem Titel „Gesundheitsförderung und Prävention durch Gesundheitscoaches in der Routineversorgung – eine qualitative Interviewstudie mit Ärztinnen und Ärzten" die Ärzteschaft zum Berufszweig des Gesundheitscoach mit dem Ergebnis, dass es durchaus Bedarf besteht. An Büchern zum Gesundheitscoaching wurden „Patientenorientierter Wissenstransfer im Gesundheitscoaching" von Burger & Habel (2014), „Einführung in das systemische Gesundheitscoaching" von Lauterbach (2008) und „Patientencoaching, Gesundheitscoaching, Case Management. Methoden im Gesundheitsmanagement von morgen" von Schmid, Weatherly, Meyer-Lutterloh, Seiler & Lägel (2008) herangezogen. RKI (2015) liefert in der „GESUNDHEITSBERICHTERSTATTUNG DES BUNDES GEMEINSAM GETRAGEN VON RKI UND DESTATIS. Gesundheit in Deutschland" ausführliche Daten zur Gesundheit bzw. dem Krankheitsspektrum der Bevölkerung.

Für die Ausarbeitung vorliegender Ergebnisse, wurden thematisch relevanten Daten durch die Literaturrecherche sowohl in der Onlinedatenbank als auch den Büchern erhoben und qualitativ ausgewertet. In dem Literaturverzeichnis sind sowohl die primären als auch die sekundären Quellen aufgeführt. Die Übersicht wird mit Hilfe der deduktiven Gliederung verschafft. Zur sprachlichen Vereinfachung und besserer Lesbarkeit wird für die personenbezogenen Substantive die männliche als geschlechtsneutrale Form verwendet. Zunächst werden im Kapitel 2 die Begriffe der Gesundheit, Patient und Beratung bzw. Coaching für den Rahmen der vorliegenden Arbeit beleuchtet. Im Kapitel 3 wird das Gesundheitscoaching hinsichtlich des Berufsbildes und der gesellschaftlichen Relevanz genauer betrachtet. Im Kapitel 4 wird die Gesundheitsversorgung, besonders hinsichtlich der Bedeutung der Prävention und der bestehenden Problematik, behandelt. Schließlich werden die gewonnen Daten im Kapitel 5 als Resümee zur Beantwortung der Forschungsfrage zusammengefasst.

2 Begriffsannährung

Vor der eigentlichen Analyse des Forschungsgegenstandes ist es von Bedeutung, die Begriffe „Gesundheit", „Patient" und „Coaching" für den Rahmen dieser Arbeit zu definieren. Die Gründe dafür sind uneindeutige und unterschiedliche Definitionen in der vorhandenen Literatur. Diese Divergenz kann auf die individuellen Ansichtsweisen der Autoren zurückgeführt werden, aber auch auf die entwicklungsbedingte Begriffswandlung (Schwab, 2023).

2.1 Gesundheit

Was unter Gesundheit zu verstehen ist, hängt von den individuellen Motiven, Wünschen und Gefühlen ab (Lauterbach, 2008). Auch Franzkowiak & Hurrelmann (2022) schreiben von den individuellen Gesundheitsproduktion, -konstruktion und -organisation unter sozialen Aspekten, beeinflusst von kulturellen, gesellschaftspolitischen und ökologischen Kontexten (Schwab, 2023). Demnach hat ein vitaler Mensch, ohne diagnostizierten Krankheiten mit dem Streben nach gesund strahlendem Aussehen, ein anderes Gesundheitsverständnis als ein multimorbider Patient, der sich über jeden schmerzfreien Tag erfreut. Es gibt jedoch einige allgemein formulierte Definitionen, bspw. WHO-Definition von 1948:

> „Gesundheit ist der Zustand[1] des vollständigen körperlichen, geistigen und sozialen Wohlbefindens und nicht nur das Freisein von Krankheit und Gebrechen.

---

[1] Engl.: state. Demnach ist der „Zustand" als ein dynamisches Stadium, als ein lebensgeschichtlich und alltäglich immer neu reguliertes Potenzial, als eine beständige und aktiv herzustellende

Das Erreichen des höchstmöglichen Gesundheitsniveaus ist eines der Grund-rechte jedes Menschen, ohne Unterschied der ethnischen Zugehörigkeit, der Religion, der politischen Überzeugung, der wirtschaftlichen oder sozialen Stel-lung." (DocCheckFlexikon, 2019/2).

Nach Franzkowiak & Hurrelmann (2022) ist dies die bekannteste wertorientierte Definition[2]. Sie umfasst körperliche, seelisch-geistige und soziale Anteile, die sich wechselseitig beeinflussen und ist von besonderer Bedeutung für die Gesundheitsförderung. Des Weiteren betont der Gesundheitsbegriff der WHO die Verankerung von „well-being" in allen Dimensionen des täglichen Lebens, was das Vorhandensein positiver politischer, kultureller, ökonomischer und sozialökologischer Grundvoraussetzungen erfordert. (Franzkowiak & Hurrelmann, 2022, in Schwab, 2023). Diese Aspekte dienen als Grundlage für die Ottawa Charta – ein Dokument, das im Jahr 1986 zur weltweiten und sektorübergreifenden Gesundheitserhaltung und -förderung in Ottawa formuliert wurde (WHO Europa, 1986). Weitere von Nach Franzkowiak & Hurrelmann (2022) nach zugrundeliegenden disziplinären Orientierungen formulierten Definitionen sind: Idealzustand mit Wohlbefinden ohne körperliche, psychische und soziale Störung; persönliche Stärke, die auf körperlichen und psychischen Eigenschaften beruht; Leistungsfähigkeit zur Erfüllung von gesellschaftlichen Anforderungen; Gebrauchsgut, das hergestellt und „eingekauft" werden kann. Lauterbach (2008) spricht im Hinblick auf die Gesundheit von einem lebenslang bewusst zu gestaltendem Prozess. (Schwab, 2023).

Auf Grund ihrer Relativität sollen die oben aufgeführten Definitionsbeispiele zu keiner Definitionsfestlegung für diese Arbeit führen, sondern eher den Rahmen darstellen, in welchem sich der Begriff der Gesundheit bewegt. Hervorzuheben ist jedoch, dass es sich hier nicht um die schulmedizinischen Aspekte und „nur" das Fehlen von Krankheiten handelt, sondern um den menschlichen Zustand oder Lebensprozess, wie oben beleuchtet.

2.2 Patient vs. Gesundheitsbürger

Im DocCheckFlexikon (2019/1) wird der Begriff „Patient[3]" nach dem PatRechteG[4] als ein Mensch, der in ärztlicher Behandlung ist, weil er an einer Erkrankung leidet, definiert. Im weiteren Sinne trifft die Definition sowohl die erkrankten als auch die gesunden Menschen, die Dienstleistungen des Gesundheitswesens in Anspruch nehmen. Die Autoren

---

Balance im Spannungsfeld zwischen Ressourcen und Belastungen zu verstehen. (Franzkowiak & Hurrelmann, 2022).

[2] Engl.: principles. In der WHO-Formulierung wird von Grundsätzen gesprochen (Franzkowiak & Hurrelmann, 2022).

[3] Lat.: pati – leiden, erdulden (DocCheckFlexikon, 2019/1)

[4] PatRechteG Gesetz Gesetz zur Verbesserung der Rechte von Patientinnen und Patienten vom 20. Februar 2013

schreiben vor Wandlung der Rolle des Patienten vom passiven "Leistungsempfänger" zum aktiven Gesundheits-"Kunden", was auf die Nachfrage (und Angebot) nach prophylaktischen und ästhetischen Medizinleistungen sowie Leistungen zur Erhaltung des Wohlbefindens zurückzuführen ist.

Schmid, Weatherly, Meyer-Lutterloh, Seiler & Lägel (2008) sprechen von einem neuen Leitbild vom Bürger, der kompetent, eigenverantwortlich und bewusst hinsichtlich seiner Gesundheit handelt. Dieser Bürger verfügt über das Potenzial zur Erhaltung, Wiederherstellung oder auch Zerstörung seiner Gesundheit und ist somit in erster Linie selbst für sein gesundheitliches Verhalten zuständig.

Um die oben genannten Variationen zu erfassen, wird im Folgenden für den Rahmen dieser Arbeit der Begriff Gesundheitsbürger als zusammenfassender Begriff für Patienten im klassischen Sinne, gesunde Inanspruchnehmer jeglicher Gesundheitsleistungen sowie Bürger mit gesundheitsbewusster Lebensweise angewendet.

2.3 Beratung vs. Coaching

Beratung und Coaching werden in der Literatur sowohl synonym als auch eigenständige Begriffe und sogar als Teilbereiche voneinander definiert bzw. angewendet, weshalb hier eine Begriffsklärung und -festlegung von Bedeutung sind.

Elbing (2000) definiert Beratung als eine freiwillige, meist kurzfristige, oft nur situative soziale Interaktion bei nicht-pathologischen Problemfällen zwischen einem Berater und einem Ratsuchenden, unter der Wahrung der Vertraulichkeit und unter Einbezug von Laien und Selbsthilfeinitiativen mittels reaktiver oder präventiver, helfender Unterstützung bei Informationsdefiziten, Entscheidungsproblemen oder aktuellem Überfordertsein. Die Beratungskompetenzen umfassen Fähigkeiten zum Beziehungsaufbau, zur Informationsgewinnung und Problemanalyse mittels diagnostischer, anregender und stützender Methoden unter Nutzung von Informationen, Objektwissen, Reflexionen, sozialer Netzwerke und natürlicher Ressourcen. Veränderung durch Beratung basiert auf kognitiv-emotionaler Einsicht und aktivem Lernen und will die Selbsthilfebereitschaft, die Selbststeuerungskompetenz, die Situationsdefinitionen, die Entscheidungsfähigkeit und das Handlungsrepertoire der Ratsuchenden verbessern. (Elbing, 2000).

Im ACC[5] (o. J.) wird Coaching als ein interaktiver, personenzentrierter, individueller, zielorientierter und zeitlich begrenzter Beratungs- und Begleitprozess, definiert. Lauterbach (2008/2) spricht beim Coaching von 1zu1-Beratung. Die tragfähige Beziehungsbasis dafür besteht durch Freiwilligkeit, gegenseitiges Respektieren, Gleichwertigkeit

---

[5] ACC AustrianCoachingCouncil

und Vertrauen. Die Ziele sind Förderung von Selbst-: Reflexion, Wahrnehmung, Bewusstsein, Verantwortung, -hilfe bzw. -management ab. Entsprechend den ressourcen- und lösungsorientierten Kompetenzen der Kunden, die gefördert und aktiviert werden können, entwickeln Coachs gemeinsam mit den und nicht für die Kunden individuell angemessene und angepasste Lösungen. (ACC, o. J.).

Zusammenfassend lässt sich sagen, dass Coaching und Beratung den Fokus auf Hilfe zur Selbsthilfe richten. Jedoch ist Coaching ein begleitend-unterstützender Prozess, das Beratungsgespräche als Bestandteile und zum Schwerpunkt die Problemlösungsfindung statt Problemanalyse (ACC, o. J.) hat, was als Definition im Rahmen dieser Arbeit angewendet wird.

3   Gesundheitscoaching

Nach den oben erarbeiteten Begriffsannäherungen kann für das Gesundheitscoaching folgende Definition formuliert werden: ein begleitend-unterstützender, zur Selbsthilfe helfender Prozess, bestehend aus Beratungsgesprächen, zwischen dem Gesundheitscoach und dem Gesundheitsbürger zur positiven Einflussnahme auf die Gesundheit bzw. das gesundheitliche Lebensprozess des Bürgers. Nach Lauterbach (2008) setzt das Gesundheitscoaching meist in brisanten Situationen des Kunden an, wenn zusätzlich körperliche, seelische und soziale Gesundheitsrisiken hinzukommen. Die Risiken zu minimieren und die Gesundheit zu erhalten mittels eigener Ressourcen bzw. durch Optimierung der eigenen Gesundheitsorientierung wird im Gesundheitscoaching angestrebt. Neben dem Erhalt und Förderung der Gesundheit richtet sich der Focus im beruflichen Kontext auf den Erhalt und Förderung des Leistungsvermögens und damit Verringerung der Fehlzeiten. (Lauterbach, 2008). Somit greift das Gesundheitscoaching in sämtlichen Bereichen des Lebens und der Gesellschaft, was der Grundidee der Ottawa Charta, die Gesundheit in allen Dimensionen des täglichen Lebens positiv zu beeinflussen (WHO, 1986), entspricht. Nach Schmid, Weatherly, Meyer-Lutterloh, Seiler & Lägel (2008) setzt das Coaching beim Individuum an, hat aber gleichzeitig Auswirkung auf das Gesamtsystem bzw. die Bevölkerung und wird auf Grund einer zunehmend komplexer sowie vernetzter werdenden Welt und des Verlustes tradierter Unterstützungssysteme vermehrt nachgefragt (Elbing, 2000).

Waibl, Rothenhäusler, Nöfer, & Meissner (2023) haben zum Gesundheitscoaching eine Befragung der Ärzte durchgeführt. Die meisten Befragten sehen das Potenzial eines Gesundheitscoaches in der Verbesserung der Gesundheit der Patienten bzw. der Vermeidung und Linderung der Folgen von Erkrankungen. Potenziale für das Gesundheitssystem sind vor allem mittel- bzw. langfristig geringeren Kosten sowie weniger Krankenhausaufenthalte und Medikamentenbedarf. Umsetzung von gesundheitsfördernden Maßnahmen trägt zur Integration der Gesundheitsförderung in die Lebenseinstellung, damit zum Kulturwandel und einem Ausgleich des sozialen Gefälles bei. Für die Ärzte stellt das Gesundheitscoaching eine antizipierte Entlastung, Unterstützung, Zeitersparnis und kollegialer Austausch dar. (Waibl et al., 2023).

Hinsichtlich der aktuellen Entwicklung der chronischen Krankheiten und psychischer Belastung macht sich das Gesundheitscoachings sowie das Case Managements zum Ziel diesen entgegenzuwirken (Schmid et al., 2008). Dabei handelt es sich um das Verhaltens- und ernährungsabhängiges Krankheitsspektrum (Übergewicht, Diabetes mellitus Typ2, Herz-Kreislauf-Erkrankungen, etc.) und nicht die akuten Erkrankungen wie Infektion. Gesundheitscoaching basiert auf systemischen Theorien, Haltungen sowie Methoden und baut auf den Konzepten der Salutogenese[6] und der Lebensbalancen (Lauterbach, 2008). Die systemisch-ganzheitliche Herangehensweise und Betrachtung des Menschen erfüllt eine weitere Formulierung der Ottawa Charta, dass sowohl körperliche als auch seelisch-geistige und soziale Anteile die Gesundheit bedingen und deshalb gleichermaßen von Bedeutung sind. Dem kommt das nutzerorientierte Wissensmanagement im Rahmen der partnerschaftlichen Begleitung zur Erreichung von Kompetenz- und Versorgungszielen zugunsten sowohl in der Krankheitsprävention, im Betrieblichen Gesundheitsmanagement als auch der Versorgung von chronisch Kranken (Burger & Habel, 2014), worauf im folgenden Unterkapitel näher eingegangen wird.

3.1 Hilfe zur Selbsthilfe

Die oben erwähnten Kompetenzziele sind nach Burger & Habel (2014) z. B. das Erreichen des bestmöglichen und realistischen Krankheits- und Gesundheitsverständnisses, Sicherung der Übereinstimmung von Gesundheitszielen und Therapievorstellungen von Patient und Behandler oder die Hilfestellung bei Handlungs- und Bewältigungsplanung für gesundheitsförderliche Lebensstiländerungen; die Versorgungsziele sind z. B. die Unterstützung eines optimalen Zugangs zum jeweils adäquaten Präventions-/Diagnostik-/Behandlungs-Pflegesetting, Sicherung der Diagnosestellung und Kontinuität der Behandlung sowie Unterstützung der Rationalität in der Arzneimittelversorgung. Für effektive und effiziente Orientierung im Gesundheitswesen ist die Verbesserung der Gesundheitskompetenz durch Information, Beratung und Organisationsleistung notwendig (Burger & Habel, 2014), wofür Gesundheitscoaching nach Dejonghe (2020) als adäquate Intervention erscheint und „Hilfe zur Selbsthilfe" darstellt.

---

[6] Salutogenese (salus = gesund; genese = Entstehung) als Alternative zur Pathogenese (Krankheitsentstehung) ist ein Modell zur Erklärung von Entstehung und Förderung der Gesundheit. (Faltermaier, 2023).

Durch die Kompetenzen soll dem Gesundheitsbürger geholfen werden, Einfluss auf eigene Gesundheit und Lebenswelt auszuüben (WHO, 1986). Gesundheitskompetenz befähigt, im Lebensalltag Entscheidungen gemäß seiner eignen Präferenzstruktur zu Gunsten der Gesundheit zu treffen und wirkt sich demnach begünstigend in allen Lebensbereichen aus (Burger & Habel, 2014). Bei der Stärkung der Entscheidungsfähigkeit kann von Empowerment[7] gesprochen werden. Nach Monzer (2013) soll hierbei mehr Wert auf Einschätzungen und Lösungen der Bürger als professionell entwickelte sowie auf die ausreichende Motivation gelegt werden. Des Weiteren richtet sich der Fokus beim Gesundheitscoaching Stärkung der Selbstmanagementkompetenz, Patientenorientierung, Eigenverantwortung und Adhärenz, mit dem Ziel, die gesundheitliche Versorgung an den Bedürfnissen der Betroffenen auszurichten, denn das Verhalten (aktive Teilnahme und Engagement) des Patienten ist für die Effektivität und Effizienz der Versorgung entscheidend (Burger & Habel, 2014).

Salutogenese als einer der grundlegenden Konzepte des Gesundheitscoachings nach Lauterbach (2008) und eine bedeutsame Praxisorientierung in der Gesundheitsförderung nach Faltermaier (2023) konzentriert sich weniger auf die Krankheit wie in der Pathogenese, sondern viel mehr auf die Gesundheit, deren Erhaltung und Förderung. Demnach haben alle Menschen, auch mit Krankheiten, gesunde Anteile, welche gefördert werden sollten. Einer der bedeutsamsten und vielfach belegten Einflussfaktoren auf Gesundheit und Krankheit gilt Stress, von dem die Bewältigung psychosoziale Widerstandsressourcen voraussetzt. Diese umfassen Merkmale der Person wie Wissen, Intelligenz, Einstellungen, Fähigkeiten wie Bewältigungskompetenzen und Eigenschaften wie Selbstwertgefühl und körperlich-konstitutionelle Charakteristiken wie stabile Konstitution oder Immunkompetenz, sind potenziell veränderbar und verantwortlich für die Lebensorientierung[8], die wiederum aus drei zusammenhängenden Komponenten besteht: Verstehbarkeit des eigene Leben, Bewältigbarkeit der Anforderungen und Belastungen im Laufe des Lebens, Sinnhaftigkeit des eigene Leben und auf einen zukommenden Anforderungen es wert sind, dafür Energie zu investieren. Kohärenzgefühl ist hierbei die grundlegende Basis. (Faltemaier, 2023).

Inwieweit das Gesundheitscoaching als Versorgungsleistung im Gesundheitswesen angeboten werden kann oder wird, soll im Folgenden untersucht werden.

---

[7] Empowerment legt den Focus auf die Selbstbestimmung des Menschen (Monzer, 2013).
[8] Je mehr und besser die Widerstandsressourcen, desto positiver die Lebenserfahrungen (Faltenmaier, 2023).

3.2 Leistungsangebot

Gesundheitscoaching als Option, dem Krankheitsentstehen präventiv entgegenzuwirken, erweckt zunehmend Interesse in der Forschung, wobei die Heterogenität des Berufsfeldes eine Herausforderung darstellt, da Arbeitsweise und Qualifikation des Gesundheitscoaches intransparent und nicht standardisiert sind. Andererseits bietet die Heterogenität die große Reichweite und damit die Möglichkeit, verschiedene Zielgruppen und Themenfelder abzudecken. Des Weiteren ist die Rolle des Gesundheitcoaches an den Schnittstellen zwischen den Gesundheitsakteuren und den Bürgern vorteilhaft, insbesondere in träger- und sektorübergreifenden Interventionen. (Dejonghe, 2020). Zur professionellen Einschätzung des möglichen Berufsbilds eines Gesundheitscoaches liegen bisher keine ausreichenden empirischen Untersuchungen vor, der Bedarf an Gesundheitscoaches ist jedoch laut allen befragten Ärzten vorhanden. (Waible et al., 2023).

Die von Waibl und Kollegen (2023) durchgeführte Untersuchung beleuchtet die Anforderung an das Gesundheitscoaching bzw. den Gesundheitscoach und die Rolle dieser für das Gesundheitssystem. Demnach gehören neben dem Grundwissen zu Gesundheitsförderung und Medizin vor allem Kommunikations- und Beratungskompetenz zu den fachlichen Anforderungen, da Begleitung nur über Kommunikation und über das Verstehen des Individuums. Auch psychologische, didaktische und pädagogische Kompetenzen für einen Gesundheitscoach von Bedeutung, um auf Patienten eingehen, Probleme erkennen und Widerstände gegen eine Verhaltensänderung abbauen zu können. Die wichtigste persönliche Anforderung wurde die Fähigkeit zu motivieren genannt. Menschlich Befähigung und Beziehungskompetenz als soziale Anforderungen bedingen ein echtes Interesse an den Menschen, aufmerksames Zuhören, Verständnis und ein offenes Ohr für ihre Sorgen. (Waibl, 2023).

Kontinuierlicher Zugang zu allen (gesundheitsbezogenen) Informationen, Schaffung von gesundheitsorientierten Lernmöglichkeiten sowie angemessene finanzielle Unterstützung gemeinschaftlicher Initiativen sind für die Gesundheitsförderung im Sinne der Gesamtgesellschaft und des Staates notwendig (WHO, 1986). Zur Überzeugung der Kostenträger, die Leistungen zu finanzieren, sind nach Dejonghe (2020) Zertifizierungsstandards und gesundheitsökonomische Evaluationen notwendig, Gesundheitscoaching-Interventionen zu finanzieren. Hierfür existieren zu wenige Studien, die die Wirtschaftlichkeit des Gesundheitcoachings untersuchen. Jedoch schlägt Dejonghe (2020) vor, das Gesundheitscoaching bspw. im Rahmen von Präventionsleistungen einzusetzen und entsprechend zu finanzieren. Dafür bietet sich das Präventionsgesetz (PrävG, 2019), welches höhere Ausgaben für präventive und gesundheitsfördernde Leistungen sowie eine Optimierung der Kooperation der Akteure fordert. Im betrieblichen Kontext bietet sich § 20b SGB V als potenzielle Rechtsgrundlage und § 14 Absatz 1 SGB VI für die gesetzliche Rentenversicherung. Für den Bereich der (medizinischen) Rehabilitation könnte Gesundheitscoaching als Vorbereitung nach § 31 Absatz 1 SGB VI für die medizinische Rehabilitation oder als Teil der Nachsorge nach § 17 SGB VI eingesetzt werden. (Dejonghe, 2020).

Im Folgenden wird die Situation in der gesundheitlichen Versorgung hinsichtlich der potenziellen Rolle und Integration des Gesundheitscoachings analysiert.

4 Gesundheitsversorgung

Das deutsche Gesundheitssystem besteht aus vielen Akteuren wie Ärzte, Krankenhäuser, Patienten, Krankenkassen, Apotheken, usw. und unterliegt der staatlichen Regelung durch die drei Grundprinzipien der Solidarität, der Sachleistung und der Selbstverwaltung. Demnach werden im staatlich vorgegebenen Rahmen die Kosten für die medizinische Versorgung der einzelnen Versicherten von der Gemeinschaft aller Einzahlender getragen (BMG, 2020). Die Prinzipien verdeutlichen, dass die Gesundheit einzelner Bürger nicht nur für das Individuum selbst, sondern für die Gesamtgesellschaft und den Staat von Bedeutung ist. So werden auf der Gesetzesebene die Gesundheitsziele, die zu einer angemessenen Qualität in Prävention, Kuration, Rehabilitation und zu einem wirtschaftlichen Ressourceneinsatz auch auf langfristige Perspektiven und sektorenübergreifend beitragen sollen, wie folgt von BMG (2023) formuliert:

1. Diabetes mellitus Typ 2: Erkrankungsrisiko senken, Erkrankte früh erkennen und behandeln

2. Brustkrebs: Mortalität vermindern, Lebensqualität erhöhen

3. Tabakkonsum reduzieren

4. Gesund aufwachsen: Lebenskompetenz, Bewegung, Ernährung

5. Gesundheitliche Kompetenz erhöhen, Patientensouveränität stärken

6. Depressive Erkrankungen: verhindern, früh erkennen, nachhaltig behandeln

7. Gesund älter werden

8. Alkoholkonsum reduzieren

9. Gesundheit rund um die Geburt

10. Patientensicherheit

BMG (2023) betont Chancengleichheit und angemessene Erreichbarkeit aller Bevölkerungsschichten und -gruppen im Gesundheitsbereich als wichtiges Anliegen. Die Gesundheitsziele verfolgen daher einen umfassenden Ansatz zur Verbesserung von Gesundheit, der präventive Maßnahmen ebenso wie die Früherkennung von Krankheiten und eine verbesserte Versorgung im Krankheitsfall einschließt. Ein weiterer wichtiger gesundheitspolitischer Aspekt ist die Stärkung der Selbsthilfe sowie der Eigenverantwortung und Stellung der Gesundheitsbürger im Gesundheitswesen. (BMG, 2023)

Für das Ziel „Gesundheit für alle" wurde im Jahr 1986 bei der ersten Internationalen Konferenz zur Gesundheitsförderung in Ottawa die sogenannte Ottawa Charta verabschiedet. Hierzu wurden, ausgehend aus dem in Alma-Ata entstandenem WHO-Dokument „Gesundheit für alle", die Erfordernisse in Industrieländern und Probleme aller anderen Regionen erörtert. Nach der Ottawa Charta ist Gesundheitsförderung ein Prozess, allen Menschen ein höheres Maß an Selbstbestimmung über ihre Gesundheit zu ermöglichen und sie damit zur Stärkung ihrer Gesundheit zu befähigen, wofür die Verantwortung sowohl bei dem Gesundheitssektor als auch bei der Politik liegen soll. (WHO, 1986). Hildebrandt & Trojan (2021) führen Beispiele für gesundheitsfördernde Versorgung im Sinne der Ottawa Charta wie Chronic Care Modell[9]. Auf der politisch-gesellschaftlichen Ebene wurden mithilfe des Innovationsfonds mit dem Ziel der Gesundheitsförderung als Regelversorgung mehrere Initiativen in verschiedenen Regionen gestartet bzw. durchgeführt. Als Qualitätskriterien für die Beurteilung der Regionen wurden unter anderem Patienten-Autonomie und -Beteiligung einerseits sowie Anreize für Prävention, Gesundheitsförderung andererseits vorgeschlagen, was optimistisch für den Stellenwert dieser zentralen Konzepte der Ottawa-Charta für zukünftige Versorgungsmodelle stimmen soll. (Hildebrandt & Trojan, 2021). Grundlegend für die Gesundheit nach der Ottawa Charta sind Frieden, angemessene Wohnbedingungen, Bildung, Ernährung, Einkommen, ein stabiles Öko-System, eine sorgfältige Verwendung vorhandener Naturressourcen, soziale Gerechtigkeit und Chancengleichheit. Gesundheitszustand ist wiederrum wesentlich für soziale, ökonomische und persönliche Entwicklung und entscheidender Bestandteil der Lebensqualität, wobei die Verantwortung für die Gesundheitsförderung von Einzelpersonen, Gruppen, den Ärzten und anderen Mitarbeitern des Gesundheitswesens, den Gesundheitseinrichtungen und dem Staat geteilt wird. (WHO, 1986).

Allgemein ist Ziel des Gesundheitsversorgungssystems nach Brinkmann-Göbel (2001) Sicherstellung einer erreichbaren, bedarfsgerechten und dauerhaft funktionsfähigen Versorgung mit den gesundheitlich und medizinisch zweckmäßigen, notwendigen und ausreichenden Leistungen für die gesamte Bevölkerung. Bedarf des Patienten ist individuell und von seinen persönlichen Faktoren abhängig. Patientenorientierte[10] Versorgung ist hierbei ausschlaggebend, um diese an den Bedürfnissen, Präferenzen und Qualitätsmaßstäben der Betroffenen auszurichten, was schließlich die Akzeptanz von

---

[9] Chronic Care Modell umfasst die ganzheitlich gesteuerte Versorgung chronisch Kranker über die einzelnen Sektorengrenzen hinweg (Amelung, Mühlbacher & Krauth, o. J.).
[10] Patientenorientierung bedeutet die Orientierung des Gesundheitssystems an den Wünschen, Erwartungen und der Zufriedenheit der Patienten (Dierks, Seidel, Horch, & Schwartz, 2006).

Gesundheitszielsetzungen und Gestaltungsentscheidungen in der Bevölkerung erhöht (Dierks et al., 2006).

Zu den Bereichen des Gesundheitsversorgungssystem zählen präventive, ambulante, stationäre, kurative oder pflegerische Maßnahmen. Da Prävention im Sinne der Gesundheitsförderung und damit des Gesundheitscoachings ist, wird darauf im folgenden Unterkapitel näher eingegangen.

4.1 Prävention

Prävention als Versorgungsbereich auf der Gesetzesebene ist relativ neu dazu gekommen ist, nämlich mit dem Präventionsgesetz im Jahr 2015 (AOK-Bundesverband, 2023). Somit hat das Gesundheitssystem sich Prävention und Gesundheitsförderung zur Aufgabe gemacht. Dafür haben sich 2015 die Spitzenorganisationen der gesetzlichen Kranken-, Unfall-, Renten- und Pflegeversicherung sowie der Verband der privaten Krankenversicherungsunternehmen e.V. in der „Nationalen Präventionskonferenz" zusammengefunden und eine nationale Präventionsstrategie vereinbart, wonach die Gesundheit in allen Lebensphasen gefördert werden soll. Neben den Präventionsangeboten der Krankenkassen haben die Ärzte die Möglichkeit erhalten, Präventionsempfehlungen ihren Patienten zu geben. (BMG, 2020).

Prävention lässt sich nach AOK-Bundesverband (2023) in 3 Teilbereiche unterteilen und wie folgt erläutern:

1. **Primärprävention** setzt bereits bei gesunden Menschen an und soll nach §§ 20 bis 24 des Fünften Sozialgesetzbuchs (SGB V) die Ursachen von Erkrankungen bekämpfen bzw. diese vorbeugen. Hierzu dienen bspw. die Gesundheitskurse der Krankenkassen. Auf dieser Ebene werden die Maßnahmen als Verhältnisprävention (Gestaltung der Lebens-, Arbeits- und Umweltbedingungen) und Verhaltensprävention (Beeinflussen des individuellen menschlichen Verhaltens etwa durch Beratung) unterschieden.

2. **Sekundärprävention** dient nach §§ 25 und 26 SGB V zur Früherkennung der Krankheiten, z. B. mithilfe von Vorsorge- bzw. Gesundheitsuntersuchungen. Die Heilung erfolgt durch gezielte Behandlung oder verhindert das Fortschreiten der Krankheit.

3. **Tertiärprävention** hat das Ziel, Folge- und Spätschäden eines bereits eingetretenen Leidens zu verzögern, zu begrenzen oder zu verhindern, zum Beispiel in Form einer Kur.

Sinnvoll ist Prävention, weil viele Krankheiten im Laufe des Lebens aufgrund des Lebensstils erworben werden, besonders die "Volkskrankheiten" wie Diabetes mellitus Typ

2, Herz-Kreislauf-Erkrankungen, Depression oder Rückenschmerzen und können in vielen Fällen durch eine gesundheitsbewusste Lebensweise im Rahmen der Primärprävention vermieden verzögert oder in ihrem Verlauf günstig beeinflusst werden (AOK-Bundesverband, 2023 und Hildebrandt & Trojan, 2021). Nach dem Präventionsgesetz sollen Prävention bzw. Gesundheitsförderung in Form von gesundheitlicher Selbsthilfe überall greifen, wo Menschen leben, lernen und arbeiten, was finanziell vom Staat unterstützt wird (BMG, 2019). Nach Rebscher (2013) verhindert gezielte und intensive Prävention die Entstehung der Krankenhauskosten.

Prävention in Sinne der Gesundheitsförderung unterstützt die Entwicklung von Persönlichkeit und sozialen Fähigkeiten durch Information, gesundheitsbezogene Bildung sowie die Verbesserung sozialer Kompetenzen und lebenspraktischer Fertigkeiten, wodurch den Menschen geholfen werden soll, durch die Befähigung zum lebenslangen Lernen mehr Einfluss auf ihre eigene Gesundheit und ihre Lebenswelt auszuüben (WHO, 1986). Da die chronischen Krankheiten und Morbidität in der heutigen Gesellschaft an Bedeutung gewinnen, werden einige davon hinsichtlich der Prävention herangezogen. Verringerung des Tabakkonsums bzw. Passivrauchen bergen erhebliches Präventionspotenzial. Neben dem Rauchen sind Adipositas, Bewegungsarmut, Fettstoffwechselstörungen, Bluthochdruck und Diabetes wesentliche Risikofaktoren für Herz-Kreislauf-Erkrankungen[11], welche durch Verhaltensänderungen im Rahmen der Präventionsmaßnahmen und medikamentöse Therapien beeinflusst werden. Auch für Krebs sind die lebensstilbedingten, laut WHO vier führende, Risikofaktoren für die Krankheitslast wie Rauchen und Alkoholkonsum, Ernährung und Bewegungsmangel verantwortlich. Des Weiteren sind Erkrankungen des Verdauungssystems, psychische Erkrankungen, Muskel- und Skeletterkrankungen, Erkrankungen des Mundes und der Zähne, usw. auf die Lebensweise und -qualität zurückzuführen. Stresserleben ist ein wesentlicher Risikofaktor für Entstehung von Beschwerden. (RKI, 2015). Empowerment bzw. ressourcenorientierte Prävention zur Vermeidung auslösender Faktoren sollte nach RKI (2015) mehr in den Fokus der Prävention rücken.

4.2 Problemlage

Bereits 1986 deklarierte WHO, dass der Gesundheitssektor allein nicht in der Lage ist, die Voraussetzungen und guten Perspektiven für die Gesundheit zu garantieren. Notwendig sind koordiniertes Zusammenwirken unter allen Akteuren, Neuorientierung von Gesundheitsdiensten, gesundheitsbezogene Forschung mit der Orientierung auf die Bedürfnisse des Menschen als ganzheitliche Persönlichkeit. (WHO, 1986).

---

[11] Herz-Kreislauf-Erkrankungen sind die häufigste Todesursache in Deutschland (RKI, 2015).

Zusammenhängend mit dem demographischen Wandel, höherer Lebenserwartung und den besseren Lebensbedingungen, aber auch ungesunden Lebensweisen, verändert sich auch das Krankheitsspektrum. Die chronisch-degenerative Krankheiten nehmen zu. Chronischen Krankheiten, wozu insbesondere Herz-Kreislauf-Erkrankungen wie koronare Herzkrankheit oder Schlaganfall, Diabetes, Krebs und chronische Atemwegserkrankungen zählen, lassen sich nicht vollständig heilen, sondern symptomatisch behandeln, treten meist gehäuft (Multimorbidität) und zusammenhängend auf. Vorformen der Krankheitsmanifestation äußern sich psychisch und in Befindlichkeiten, weshalb die gesundheitspolitische Fokusverlagerung in Richtung Prävention bzw. Gesundheitsförderung notwendig ist, denn Behandlungen von komplexen, wiederkehrenden Krankheitsverläufen die überwiegend auf Kuration eingestellte medizinische Versorgung stark herausfordert. Für die Neuorientierung ist der Fokuswandel von der Arztzentrierung zur Nutzer- bzw. Patientenorientierung dringend notwendig. (Brinkman-Göbel, 2001; Burger & Habel, 2014).

Untersuchungen zur Folge wünschen sich Patienten und Patientinnen mehr Zeit und Zuwendung von ihren Ärzten und eine zusätzliche Beratungsinstanz (Dierks et al., 2006). Etwa die Hälfte der Befragten mit chronischen Erkrankungen erleben, dass der Arzt wenig bis gar nicht auf ihre Lebenssituation eingeht, über die Hälfte wünschen eine gemeinsame und partizipative Entscheidungsfindung von Arzt und Patient. Als mitverantwortlicher Entscheider im Versorgungsprozess braucht der Patient Unterstützung, wofür die krankheitsorientierte Perspektive des Arztes um die der Patientenbedürfnisse erweitern werden muss. Auch die Strukturen des Gesundheitssystems benötigen die erforderlichen Rahmenbedingungen, um eine partizipative Entscheidungsfindung zu ermöglichen. (Burger & Habel, 2014). Denn sonst erweist sich der Versuch, bestehende Sozialprobleme mit medizinisch-kurativen Maßnahmen zu begegnen, als relativ ineffektiv und kostenintensiv (Brinkman-Göbel, 2001). Laut BMG (2020) wurden 2018 über 391 Milliarden € für Gesundheit in Deutschland ausgegeben, was mehr als ein Zehntel des deutschen Bruttoinlandsprodukts beträgt. Noch 3 Jahre früher lagen die Ausgaben laut Destatis (2022) bei 338.444 Mln. € und im 2020 stiegen sie auf 431.805 Mln. €.

Neben der durch den Patienten erlebten Qualität der Versorgung sind transparente Organisation des Versorgungsablaufs, die Vermeidung von Fehl- oder Doppelversorgung und Doppeluntersuchungen durch unkoordiniertes Zusammenspiel der Akteure und die Unterstützung komplexer Versorgungsprozesse im sozialen und familiären Umfeld von Bedeutung für die Effizienz und Qualität der Versorgung. Hierfür ist die Unterstützung der Patienten hinsichtlich des Informations-, Koordinations- und Kooperationsbedarfs notwendig, die das Berufsbild des Arztes in dem Umfang nicht bieten kann. (Rebscher,

2013). Die Intransparenz an den Schnittstellen zwischen den Versorgungsebenen muss durch entsprechendes Angebot koordiniert werden (Schmid et al. 2008).

Der Erfolg der Versorgung ist von der persönlichen Compliance bzw. Adhärenz und des Lebensstils des Patienten abhängig, was regelmäßige Motivation und Kontrolle erfordern kann. Anzumerken ist, dass die chronischen Erkrankungen beding durch den ungesunden Lebensstil und wegen der mangelhafte Gesundheitskompetenz auch bei jüngeren Menschen vorkommen. RKI (2015) berichtet von einem nicht geringen Anteil der Erkrankten an mindestens zwei chronische Krankheiten in der Altersgruppe 30 bis 49. Bezüglich des Gesundheitsverständnisses und der -kompetenz spielen die sozialen Aspekte wie Bildung, Herkunft, Einkommen, etc. bedeutende Rolle. Laut Brinkman-Göbel (2001) weisen die Angehörigen unterer Sozialschichten höhere Mortalität und Morbidität. Bspw. nehmen diese signifikant weniger die Vorsorge- und Früherkennungsuntersuchungen in Anspruch (Brinkman-Göbel, 2001). Laut den Untersuchungen von RKI (2015) erkranken Menschen mit niedrigerem sozioökonomischem Status erkranken häufiger an den sogenannten Volkkrankheiten, die durch ungesunde Lebensweise verursacht werden.

Der demographische Wandel beeinflusst nicht nur das Krankheitsspektrum, sondern auch die finanziellen Aspekte. Während die Anzahl der älteren, multimorbiden Patienten und damit die Kosten für den wachsenden Umfang der medizinischen Versorgung steigen, nimmt die Zahl der gesunden, in die Krankenkassen einzahlenden Bürger im erwerbsfähigen Alter ab. Die Kassen haben weniger Einnahmen und es entstehen Finanzierungsprobleme. (Schmid et al. 2008).

5 Resümee

Die generierten Ergebnisse zum Thema des Gesundheitscoachings als potenziellen Zweig des gesundheitlichen Versorgungssystem lassen die Forschungsfrage, Inwiefern kann das Gesundheitscoaching das deutsche Versorgungssystem entlasten, zunächst positiv beantworten.

Es konnte gezeigt werden, dass das Gesundheitscoaching im Sinne von Ottawa Charta gestaltet wird, denn es verfolgt als Hauptziele Gesundheitserhaltung und -förderung unter ganzheitlicher Betrachtung des Menschen und in allen Lebensbereichen. Es basiert vor allem auf dem Modell der Salutogenese, wonach in jedem Menschen unabhängig von seinem Krankheitsstand die gesunden und förderbaren Anteile vorhanden sind. Im Fokus stehen die chronischen („Volks-„) Krankheiten, welche in der heutigen Welt zunehmen gehäuft und altersunabhängig auftreten. Sämtliche Literatur bestätigt, wie entscheidend die Lebensweise für die Entwicklung und Fortschreitung dieser Krankheiten ist. Die wesentlichen Risikofaktoren sind Rauchen, Alkohol, Ernährung und Bewegung, was tendenziell in den niedrigen sozialen Schichten negatives Gesamtbild liefert. Auch Stress, besser gesagt Stressempfinden, stellt ein Risiko dar, ist jedoch stark von der Persönlichkeit abhängig. Die Beseitigung der Risikofaktoren bedarf hoher Motivation, gesundheitsbezogenes Wissen und Optionen der Anwendung. In Bezug auf die Problematik der Gesundheitsversorgung, besonders hinsichtlich der finanziellen und personellen Aspekte, gewinnt die Prävention zur Eindämmung der lebensstilbedingten Krankheitsentwicklung an Bedeutung. Das Gesundheitcoaching als integrierte Versorgungsstrategie bietet laut sämtlichen Quellen eine effiziente und effektive Lösung.

Während die Vorteile des Gesundheitscoachings einerseits offensichtlich sind, existiert andererseits kein standardisiertes Berufsbild und, eventuell damit verbunden keine eindeutige Rechtsgrundlage zur Kostenübernahme. Kostenübernahme ist besonders für die niedrigen sozialen Schichten, wo das Gesundheitscoaching besonders systemrelevant ist, entscheidend. Hierfür besteht hoher Bedarf an Forschung hinsichtlich der Wirtschaftlichkeit und der Nachhaltigkeit des Gesundheitscoachings.

6 Literaturverzeichnis

ACC (o. J.) „Was ist Coaching", AustrianCoachingCouncil, verfügbar unter: https://coachingdachverband.at/coaching/was-ist-coaching/

Amelung, E., Mühlbacher, A. & Krauth, C. (o. J.) „Cronic Care Modell", Gabler Wirtschaftslexikon, verfügbar unter: https://wirtschaftslexikon.gabler.de/definition/chronic-care-modell-51765#references

AOK-Bundesverband (2023) „Prävention. Eine Übersicht: Maßnahmen der Primär-, Sekundär- oder Tertiärprävention", AOK-Bundesverband. Die Gesundheitskasse, verfügbar unter: https://www.aok-bv.de/hintergrund/dossier/praevention/index_17699.html

BMG (2019) „Präventionsgesetz", verfügbar unter: https://www.bundesgesundheitsministerium.de/service/begriffe-von-a-z/p/praeventionsgesetz

BMG (2020) „Das deutsche Gesundheitssystem. Leistungsstark. Sicher. Bewährt.", verfügbar unter: https://www.bundesgesundheitsministerium.de/fileadmin/Dateien/5_Publikationen/Gesundheit/Broschueren/200629_BMG_Das_deutsche_Gesundheitssystem_DE.pdf

BMG (2023) „Gesundheitsziele", verfügbar unter: https://www.bundesgesundheitsministerium.de/themen/gesundheitswesen/gesundheitsziele.html

Brinkmann-Göbel, R. (2001) „Handbuch für Gesundheitsberater", Verlag Hans Huber, Programmbereich Gesundheit, ISBN:3-456-83564-7

Burger, S. & Habel, M. (2014) „Patientenorientierter Wissenstransfer im Gesundheitscoaching", Beitrag 25, in Rebscher H. & Kaufmann S. (Hrsg.): „Wissensmanagement in Gesundheitssystemen", Heidelberg 2014, S. 425 - 444, verfügbar unter: https://www.researchgate.net/profile/Stephan-Burger/publication/267514716_Patientenorientierter_Wissenstransfer_im_Gesundheitscoaching/links/56e6988508aedb4cc8af623f/Patientenorientierter-Wissenstransfer-im-Gesundheitscoaching.pdf

Dejonghe, L. A. L. (2020) „Gesundheitscoaching als Maßnahme zur Lebensstiländerung: Anforderungen, Nutzung, Akzeptanz und Langzeiteffektivität", Dissertation, verfügbar unter: https://fis-db.dshs-koeln.de/ws/portalfiles/portal/5517247/Angenommene_Dissertation_Dejonghe.pdf

Destatis (2022) „Krankheitskostenrechnung. Deutschland", Statistisches Bundesamt, verfügbar unter: https://www-genesis.destatis.de/genesis/online?operation=previous&levelindex=1&step=1&titel=Ergebnis&levelid=1693399001928&acceptscookies=false#abreadcrumb

Dierks, M.-L., Seidel, G., Horch, K. und Schwartz F. W. (2006) „Bürger- und Patientenorientierung im Gesundheitswesen", Gesundheitsberichterstattung des Bundes, Heft 32, Robert-Koch-Institut, verfügbar unter: https://edoc.rki.de/bitstream/handle/176904/3184/22wKC7IPbmP4M_G38.pdf?se-

DocCheckFlexikon (2019/1) „Patient", verfügbar unter: https://flexikon.doccheck.com/de/Patient

DocCheckFlexikon (2019/2) „Gesundheit", verfügbar unter: https://flexikon.doccheck.com/de/Gesundheit#:~:text=Die%20WHO%20definierte%201948%20Gesundheit,Freisein%20von%20Krankheit%20und%20Gebrechen.

Elbing, E. (2000) „Beratung" in „Lexikon der Psychologie", Spektrum.de, verfügbar unter: https://www.spektrum.de/lexikon/psychologie/beratung/2133

Faltermaier, T. (2023) „Salutogenese", In: Bundeszentrale für gesundheitliche Aufklärung (BZgA) (Hrsg.). Leitbegriffe der Gesundheitsförderung und Prävention. Glossar zu Konzepten, Strategien und Methoden, verfügbar unter: https://doi.org/10.17623/BZGA:Q4-i104-3.0

Franzkowiak, P. & Hurrelmann, K. (2022) „Gesundheit", In: Bundeszentrale für gesundheitliche Aufklärung (BZgA) (Hrsg.). Leitbegriffe der Gesundheitsförderung und Prävention. Glossar zu Konzepten, Strategien und Methoden, verfügbar unter: https://doi.org/10.17623/BZGA:Q4-i023-1.0

Gesundheitsinformation.de (o. J.) „Das deutsche Gesundheitssystem", verfügbar unter: https://www.gesundheitsinformation.de/das-deutsche-gesundheitssystem.html

Hildebrandt, H. & Trojan, A. (2021) „Gesundheitsförderung und Integrierte Versorgung", In: Bundeszentrale für gesundheitliche Aufklärung (BZgA) (Hrsg.) „Leitbegriffe der Gesundheitsförderung und Prävention. Glossar zu Konzepten, Strategien und Methoden", verfügbar unter: https://doi.org/10.17623/BZGA:Q4-i045-2.0

Lauterbach, M. (2008) „Einführung in das systemische Gesundheitscoaching", Erste Auflage, Carl-Auer-Systeme, Heidelberg, ISBN: 978-3-89670-659-1

Monzer, M. (2013) „Case Management Grundlagen", aus Skript, (1. Aufl.) Heidelberg: medhochzwei Verlag. S. 1-46

PatRechteG (2013) Gesetz zur Verbesserung der Rechte von Patientinnen und Patienten vom 20. Februar 2013, Bundesgesetzblatt Jahrgang 2013 Teil I Nr. 9, ausgegeben zu Bonn am 25. Februar 2013, verfügbar unter: https://www.bundesaerztekammer.de/fileadmin/user_upload/_old-files/downloads/Patientenrechtegesetz_BGBl.pdf

PrävG (2019) „Präventionsgesetz", verfügbar unter: https://www.bundesgesundheitsministerium.de/service/begriffe-von-a-z/p/praeventionsgesetz

Rebscher, H. (2013) „Versorgungsmanagement – Eine methodische und praktische Herausforderung für die Akteure des Gesundheitswesens – Eine Einführung" aus Rebscher, H. & Kaufmann, S. „Versorgungsmanagement in Gesundheitssystemen.", verfügbar unter: https://books.google.de/books?hl=de&lr=&id=muJqDwAAQBAJ&oi=fnd&pg=PA1&dq=Rebscher,+H.+(2013)+%E2%80%9EVersorgungsmanagement+%E2%80%93+Eine+methodische+und+praktische+Herausforderung+f%C3%BCr+die+Akteure+des+Gesundheitswesens+%E2%80%93+Eine+Einf%C3%BChrung&ots=-nd7pZ1fKd&sig=6hntCe3t4YXN7lFlPfSZ_r9oTNc#v=onepage&q&f=false

RKI (2015) „GESUNDHEITSBERICHTERSTATTUNG DES BUNDES GEMEINSAM GETRAGEN VON RKI UND DESTATIS. Gesundheit in Deutschland", verfügbar unter: https://www.rki.de/DE/Content/Gesundheitsmonitoring/Gesundheitsberichterstattung/GesInDtld/gesundheit_in_deutschland_2015.pdf?__blob=publicationFile

Schmid, E., Weatherly, J. N., Meyer-Lutterloh, K., Seiler, R., Lägel, R. (2008) „Patientencoaching, Gesundheitscoaching, Case Management. Methoden im Gesundheitsmanagement von morgen", ISBN: 978-3-939069-29-4, eBook ISBN: 978-3-95466-182-4

Schwab, S. (2023) „Präventives Stressmanagement in den öffentlichen Apotheken in Deutschland", Projektbericht im Modul 235 Corporate Health, verfügbar unter: M 235 Bericht Stressmanagement Apotheke.pdf

Waibl, P., Rothenhäusler, L., Nöfer, E. & Meissner, K. (2023) „Gesundheitsförderung und Prävention durch Gesundheitscoaches in der Routineversorgung – eine qualitative Interviewstudie mit Ärztinnen und Ärzten", Bereich Integrative Gesundheitsförderung, Hochschule für Angewandte Wissenschaften Coburg, verfügbar unter: https://www.springermedizin.de/content/pdfId/25446922/10.1007/s11553-023-01047-2

WHO **(1986)** "Ottawa-Charta zur Gesundheitsförderung", verfügbar unter: file:///C:/Users/Sabin/Downloads/ottawa-charta.pdf

BEI GRIN MACHT SICH IHR WISSEN BEZAHLT

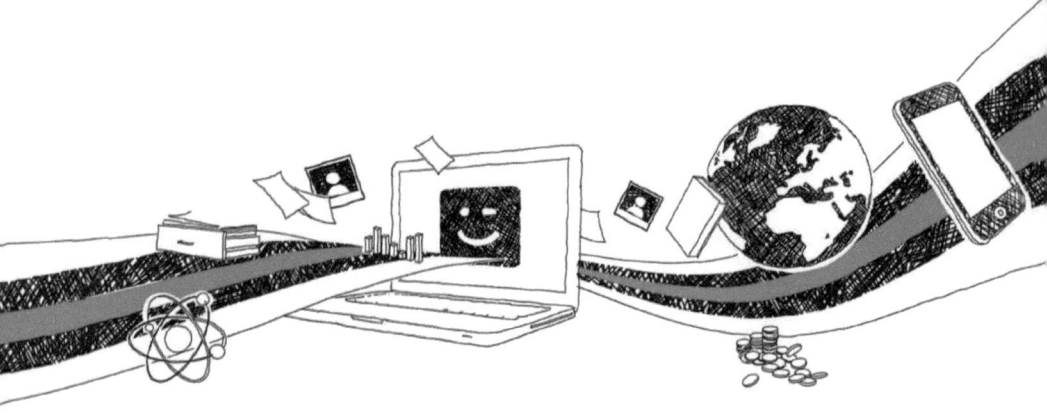

- Wir veröffentlichen Ihre Hausarbeit,
  Bachelor- und Masterarbeit

- Ihr eigenes eBook und Buch -
  weltweit in allen wichtigen Shops

- Verdienen Sie an jedem Verkauf

Jetzt bei www.GRIN.com hochladen
und kostenlos publizieren

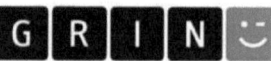